GUÍA DE USO DE DAPOXETINA PARA HOMBRES

Un recurso integral para la salud sexual de los hombres

Eric Maya

Tabla de contenidos

Sección 1 3

    Introducción a la dapoxetina 3

Sección 2 9

    Farmacología de la dapoxetina 9

    Farmacocinética 11

Sección 3 15

    Propósitos clínicos y signos 15

Sección 4 20

    Prosperidad e impactos accidentales 20

    Riesgos graves y medidas prudentes 23

Sección 5 28

    Intercambios de recetas 28

Sección 6 36

    Estimación y asociación de la dapoxetina 36

Sección 1

Introducción a la dapoxetina

La dapoxetina, un inhibidor específico de la recaptación de serotonina (ISRS), se distingue como una mejora de la medicación inequívocamente planeada para abordar la liberación desfavorable (EP), una ruptura sexual común y corriente que afecta a los hombres de todo el planeta. Elaborada con el objetivo fundamental de dar una decisión rápida sobre el tratamiento de la EP, la dapoxetina ha acumulado un pensamiento básico en el campo de la prosperidad sexual.

Historia y perfeccionamiento

Desde el principio, se investigaron las propiedades energizantes de la dapoxetina debido a su capacidad para arruinar la recaptación de serotonina en la corteza frontal. En cualquier caso, su corta vida media y su rápida eliminación del cuerpo lo hicieron más sensato para estar atento a la EP, donde el momento de la confirmación de la medicación cerca de la actividad sexual es serio.

La mejora de la dapoxetina como tratamiento para la EP incluyó cartillas clínicas expansivas centradas en su perfil práctico y de seguridad en los hombres que experimentan esta afección. Estos iniciadores querían extender el papel de la dapoxetina en la mejora del control eyaculatorio y la revisión de la satisfacción sexual.

Instrumento de movimiento

La dapoxetina actúa sofocando el transportador de serotonina, provocando niveles prolongados de serotonina en las hendiduras sinápticas. Este cambio neuroquímico rediseña la correspondencia entre las neuronas relacionadas con el control eyaculatorio, permitiendo adecuadamente la liberación y creando aún más control sobre la preparación del pico durante el sexo.

Fines clínicos

El uso clínico fundamental de la dapoxetina es en el tratamiento de la EP, representada por la liberación que se produce en algo así como una instantánea de la entrada, regularmente antes de que el solitario lo desee. Es normal su uso en hombres de 18 a 64 años que han experimentado una EP tenaz o tediosa e intentan socavar su ejecución y satisfacción sexual.

Perfil de seguridad

Al igual que varios ISRS, la dapoxetina está relacionada con efectos auxiliares típicos como aflicción, dolor de cabeza, aturdimiento y falta de sueño. Más preocupantes son los posibles efectos cardiovasculares, que requieren una idea consciente, especialmente en pacientes con afecciones cardíacas clave o aquellos que consumen medicamentos que podrían tener una relación ominosa con la dapoxetina.

Estado de autoridad

La dapoxetina ha obtenido la aprobación regulatoria en un par de países para el tratamiento de la EP, independientemente de la forma en que su apertura y signos expresos podrían cambiar. El ciclo de soporte normalmente incorpora una evaluación cuidadosa de los datos de la cartilla clínica que muestra su idoneidad, prosperidad y respetabilidad en las personas objetivas del paciente.

Sección 2

Farmacología de la dapoxetina

La dapoxetina es un inhibidor específico de la recaptación de serotonina (ISRS) de acción corta que se ha administrado expresamente para el tratamiento de la liberación desfavorable (EP). Comprender su perfil farmacológico permite conocer cómo funciona la dapoxetina y sus efectos en el organismo.

Parte del movimiento

La dapoxetina aplica sus efectos farmacológicos básicamente a través del bloqueo del transportador de serotonina

(SERT). Al obstruir la SERT, la dapoxetina extiende la cantidad de serotonina disponible en las hendiduras sinápticas de las células nerviosas en la corteza frontal. La serotonina es una conexión neuronal que se relaciona con la personalidad coordinada, los sentimientos y, fundamentalmente, la preparación de la liberación.

En los hombres con liberación incómoda, existe como regla general una anormalidad en las estructuras de conexión neuronal que controlan la liberación, lo que provoca una disminución del control sobre la preparación de la liberación. Al aumentar los niveles de serotonina, la dapoxetina restablece este equilibrio, retrasando así la liberación y creando aún más control sobre el reflejo eyaculatorio.

Farmacocinética

La dapoxetina se describe por su rápido inicio de movimiento y su breve duración de efecto, recordándola de varios ISRS utilizados a un nivel muy básico para tratar la melancolía y los problemas de tensión. Después de la asociación oral, la dapoxetina se aclimata rápidamente desde la parcela gastrointestinal, apareciendo en las principales obsesiones plasmáticas en 1-2 horas.

La retirada de la presencia media de dapoxetina es modestamente corta, oscilando entre 1 y una hora y media. Esta corta vida media garantiza que la dapoxetina se elimine inmediatamente del cuerpo, lo que restringe la posibilidad de reunión y disminuye la posibilidad de efectos farmacológicos pospuestos después de la interrupción del tratamiento.

Procesamiento y liberación

La dapoxetina pasa por un amplio procesamiento en el hígado

principalmente a través de la estructura sintética del citocromo P450, concretamente CYP2D6 y CYP3A4. El procesamiento produce metabolitos latentes que se eliminan básicamente en la orina. El rápido procesamiento y eliminación de la dapoxetina se suma a su corto plazo de movimiento y la hacen sensible para su uso bajo demanda en el tratamiento de la liberación menos que ideal.

Repercusiones clínicas

Las propiedades farmacológicas de la dapoxetina hacen que sea adecuada para su uso dependiendo de la situación, regularmente de 1 a 3 horas antes de la actividad sexual prevista. Esta flexibilidad permite a los hombres manejar sus resultados de liberación desfavorable sin necesidad de una dosis regular, como sería convencional con los ISRS de acción prolongada utilizados para varios signos.

Sección 3
Propósitos clínicos y signos

La dapoxetina se usa básicamente para el tratamiento de la liberación menos que ideal (EP), una ruptura sexual común y corriente representada por la liberación salvaje, ya sea antes o poco después de la invasión sexual, la mayoría de las veces creando problemas o dificultades sociales. La comprensión de sus propósitos y signos clínicos revela el conocimiento sobre su trabajo útil y su practicidad para vigilar esta afección.

Tratamiento de la liberación incómoda

La liberación desfavorable afecta a un número básico de hombres en todo el planeta, con controles que prescriben que afecta hasta el 30% de los hombres en algún momento de sus vidas. La liberación descrita como ocurre en algún lugar cerca de una instantánea de la entrada (liberación desfavorable bien establecida) o en el rango de tres minutos de penetración (liberación adquirida menos que ideal), sin tener en cuenta la inclinación sexual sin importancia.

La dapoxetina se muestra inequívocamente para su uso en hombres de 18 a 64 años que experimentan EP constante o sorda y que esperan reducir su control eyaculatorio y su satisfacción sexual. Está previsto que se tome en cuenta la circunstancia, alrededor de 1-3 horas antes de la actividad sexual prevista, para rediseñar la increíble oportunidad de liberación y fomentar aún más el control sobre el reflejo eyaculatorio.

Fundamentos clínicos y amplitud

Los iniciadores clínicos que evalúan la suficiencia de dapoxetina han demostrado de manera confiable su capacidad para, en un sentido general, aumentar el tiempo de latencia eyaculatoria intravaginal (IELT), que es el tiempo entre la entrada y la liberación. Los estudios han demostrado que la dapoxetina puede superar el IELT por un par de arrugas diferentes del tratamiento falsificado, por lo tanto, se ocupa de la ejecución sexual diaria y la satisfacción en los hombres con EP.

Usos fuera de marca y posibles aplicaciones

Si bien la dapoxetina se muestra esencialmente para la EP, se ha examinado su límite real en diversas afecciones asociadas con la ruptura sexual. Un par de evaluaciones han investigado su viabilidad en el tratamiento de la ruptura eréctil cuando se usa en mezcla con inhibidores de la fosfodiesterasa tipo 5 (PDE5), similares al sildenafilo o al tadalafilo. En cualquier caso, su uso fundamental y más profundamente arraigado permanece en la organización de la EF.

Sección 4
Prosperidad e impactos accidentales

La dapoxetina, un inhibidor específico de la recaptación de serotonina (ISRS) utilizado en sentido general para el tratamiento de la liberación desfavorable (EP), pasa los exámenes exprés con deferencia a su perfil de prosperidad y los impactos coincidentes anticipados. Comprender estos puntos es crucial para los proveedores de beneficios clínicos y los pacientes que reflexionan sobre su uso.

Impactos auxiliares típicos

Al igual que varios ISRS, la dapoxetina está relacionada con una serie de impactos opcionales típicos, que podrían incluir:

Aprensión: El trastorno delicado a coordinado es una consecuencia constantemente descubierta de la dapoxetina.

Tormento cerebral: Pueden producirse dolores de cabeza, regularmente delicados y transitorios, durante el tratamiento.

Aturdimiento: Un par de personas pueden experimentar intoxicación, especialmente al ponerse de pie rápidamente.

Falta de sueño: Pueden ocurrir inconvenientes al caerse o permanecer inconsciente, sin embargo, este impacto coincidente es más sorprendente.

Estos resultados finales son muy delicados de coordinar en serio y, por lo general, disminuirán con el uso continuo a medida que el cuerpo se adapte a la solución. Se insta a los pacientes a informar cualquier resultado final innovador o molesto a su proveedor de beneficios clínicos para una evaluación adicional y a los líderes.

Riesgos graves y medidas prudentes

Si bien la dapoxetina es en general particularmente perseverante, existen riesgos graves inequívocos y medidas de bienestar a considerar, particularmente en masas de pacientes inequívocas:

Efectos cardiovasculares: La dapoxetina se ha relacionado con cambios en el ritmo sin cesar. Los pacientes con afecciones cardiovasculares básicas o componentes aleatorios, como hipertensión, enfermedad coronaria o arritmias, deben usar dapoxetina con alerta. Es fundamental evaluar la prosperidad cardiovascular antes de recetar dapoxetina y realizar un cribado entusiasta durante el tratamiento.

Efectos neurológicos: En casos fenomenales, la dapoxetina puede causar secuelas neurológicas como convulsiones o desmayos. Los pacientes con una base diferenciada por la epilepsia u otros problemas neurológicos deben analizar estos riesgos con su proveedor de atención clínica antes de iniciar el tratamiento con dapoxetina.

Esfuerzos coordinados de medicamentos: La dapoxetina

puede interactuar con varios remedios, particularmente aquellos que afectan los niveles de serotonina o el procesamiento. En comparación con el uso con inhibidores de la monoaminooxidasa (IMAO), inhibidores de la recaptación de serotonina y norepinefrina (IRSN), antidepresivos tricíclicos o ciertos sueros, los venenos deben evitarse o notarse sólidamente debido a la apuesta de la condición de serotonina u otros efectos desagradables.

Dirección y control del paciente

Beneficios clínicos Los proveedores que recetan dapoxetina deben enseñar a los pacientes sobre sus posibles impactos y riesgos accidentales. Se debe instar a los pacientes a tomar dapoxetina según lo indicado, regularmente de 1 a 3 horas antes de la actividad sexual prevista, y a evitar el consumo de alcohol, que podría intensificar los impactos accidentales.

La visualización típica de la tensión circulatoria y los latidos cardíacos puede ser legítima, especialmente durante los momentos básicos del tratamiento o en pacientes con riesgos cardiovasculares conocidos. Además, se debe pedir a los pacientes que informen rápidamente de cualquier efecto secundario nuevo o devastador para trabajar con una intervención ventajosa si es vital.

Sección 5
Intercambios de recetas

La dapoxetina, un inhibidor particular de la recaptación de serotonina (ISRS) utilizado para el tratamiento de la liberación inoportuna, puede ayudar a varios medicamentos, tal vez afectando su razonabilidad y seguridad. Comprender estas afiliaciones a los medicamentos es crucial para que los proveedores de beneficios clínicos garanticen prácticas de sugerencia seguras y avancen en los resultados del tratamiento para los pacientes.

Relación con ISRS y medicamentos serotoninérgicos

La dapoxetina aumenta los niveles de serotonina en la corteza frontal al impedir su recaptación, lo que puede potenciar los efectos de varias soluciones que también afectan a la serotonina. Del mismo modo, el uso sincrónico de dapoxetina con varios ISRS (por ejemplo, fluoxetina, sertralina) o inhibidores de la recaptación de serotonina-norepinefrina (IRSN) (por ejemplo, venlafaxina, duloxetina) puede construir la apuesta de la condición de serotonina. El revoltijo de serotonina es una condición posiblemente riesgosa representada por efectos secundarios, por ejemplo, fomento, sueños imposibles, latidos cardíacos rápidos, hipertensión y nivel de intensidad interna prolongado. Los proveedores de beneficios clínicos deben evaluar cuidadosamente a los pacientes para detectar signos de problemas de serotonina si se unen a dapoxetina con estos medicamentos.

Asociaciones con inhibidores de la monoaminooxidasa (IMAO)

La mezcla de dapoxetina con IMAO, una clase de antidepresivos que además influyen en los niveles de serotonina, está contraindicada en vista de la apuesta por el problema de la serotonina. Los IMAO integran soluciones como la fenelzina, la tranilcipromina y la selegilina. Los pacientes deben dejar pasar un tiempo satisfactorio (generalmente 14 días o más) entre la interrupción de los IMAO y el inicio de la dapoxetina para restringir esta apuesta.

Esfuerzos coordinados con varios medicamentos

La dapoxetina podría combinarse con al menos una o dos clases de medicamentos recetados, entre ellos:

Antidepresivos: Los antidepresivos tricíclicos (por ejemplo, amitriptilina, clomipramina) y otros antidepresivos inusuales (por ejemplo, mirtazapina) también pueden aumentar el problema de la serotonina cuando se usan al mismo tiempo con dapoxetina.

Hostil a los especialistas en contaminación: Un par de especialistas en enfermedades en contra, particularmente aquellos que se sabe que extienden el estiramiento del QT (un grado del estado de ánimo del corazón), como la eritromicina y la claritromicina, pueden interactuar con la dapoxetina, tal vez extendiendo la apuesta de arritmias cardiovasculares.

Antifúngicos: Los antifúngicos azoles (por ejemplo, ketoconazol, itraconazol) pueden controlar la asimilación de la dapoxetina, provocando centros plasmáticos extendidos y quizás una mayor apuesta de efectos desagradables.

Indicaciones y controles del paciente

Los proveedores de atención clínica deben llevar a cabo una revisión exhaustiva de la historia clínica y capacitar a los pacientes sobre los posibles esfuerzos coordinados de medicamentos antes de sugerir dapoxetina. Los pacientes deben informar a su proveedor de beneficios clínicos básicamente todos los medicamentos, incluidos los de cura, de venta libre y los medicamentos normales, que estén tomando.

Se propone una comprobación estándar de signos de efectos desagradables, por ejemplo, cambios en la frecuencia del contexto o en los latidos del corazón, especialmente cuando se comienza a tomar dapoxetina o se cambia la parte. Se debe instar a los pacientes a buscar rápidamente el pensamiento clínico, aceptando que experimentan efectos incidentales sorprendentes o resultados eventuales mientras toman dapoxetina y varios medicamentos al mismo tiempo.

Sección 6
Estimación y asociación de la dapoxetina

La dapoxetina es un remedio a un nivel muy básico que se utiliza para el tratamiento a demanda de la liberación problemática (EP). Comprender sus reglas, rutinas y asociaciones es clave para que los proveedores de servicios clínicos garanticen un uso práctico y seguro en pacientes calificados.

Estimación

La dosis inicial propuesta de dapoxetina es de 30 mg, que se toma según las circunstancias alrededor de 1 a 3 horas antes de la actividad sexual prevista.

Dependiendo de la respuesta individual y la bondad, la parte puede ampliarse a 60 mg si es esencial. La dapoxetina no debe necesitarse básicamente dos o varias veces en un lapso de 24 horas.

Asociación

La dapoxetina está abierta en forma de comprimido para la asociación oral. Debe tragarse con un vaso lleno de agua para garantizar un mantenimiento genuino. La preparación de la asociación cercana a la actividad sexual es fundamental, ya que se supone que la dapoxetina aplica su efecto poco después de la ingestión.

Aseguramiento del paciente

La dapoxetina se muestra para su uso en hombres adultos de 18 a 64 años que no están completamente grabados en piedra para tener una liberación menos que ideal. La liberación inoportuna se describe como una liberación laboriosa o discontinua con una inclinación sexual insignificante antes, durante o poco después de la entrada, que a menudo crea problemas o dificultades sociales.

Antes de sugerir la dapoxetina, los proveedores de atención clínica deben realizar una historia clínica completa y una evaluación genuina para revisar la sensibilidad del paciente. Esto incluye la evaluación de la prosperidad cardiovascular, ya que la dapoxetina puede afectar el latido y la tensión circulatoria. Los pacientes con afecciones cardiovasculares graves o aquellos en peligro de padecer dichas afecciones podrían requerir una atención adicional o cambios de segmento.

Misas Extraordinarias

Pacientes ancianos: La dapoxetina se puede utilizar en pacientes mayores de 65 años o más, independientemente de la forma en que se aconseje la vigilancia como resultado de posibles cambios relacionados con la edad en el procesamiento y el espacio.

Insuficiencia renal: Los pacientes con insuficiencia renal de delicada a coordinada no requieren habitualmente cambios de segmento. En cualquier caso, la dapoxetina debe asociarse a un estado de alerta en pacientes con impedancia renal escandalosa o enfermedad renal terminal, ya que los datos clínicos en esta población general son limitados.

Insuficiencia hepática: La dapoxetina está contraindicada en pacientes con impedancia hepática de moderada a grave como resultado de cambios anticipados en el procesamiento de fármacos. Los pacientes con debilidad hepática delicada deben ser examinados minuciosamente para detectar efectos hostiles.

Horribles efectos y chequeos

Se debe informar a los pacientes sobre los efectos ominosos lógicos de la dapoxetina, incluida la infección, el tormento cerebral, el aturdimiento y un problema de reposo. Los proveedores de atención clínica deben evaluar estos resultados eventuales y proporcionar orientación sobre cómo supervisarlos, aceptando que ocurran.

www.ingramcontent.com/pod-product-compliance
Lightning Source LLC
Chambersburg PA
CBHW072021230526
45479CB00008B/318